Alb

La Peste

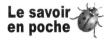

Le savoir en poche

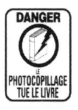
ISBN : 978-1548202552

10 9 8 7 6 5 4 3 2 1

Albert Dastre

La Peste

**Le savoir
en poche**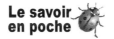

Table de Matières

Section I

Les foyers de la peste. — La peste qui, au cours des temps, a si souvent ravagé l'Europe occidentale, n'y est pas endémique ; elle n'a pu s'y implanter définitivement sur aucun point. C'est un produit d'importation orientale. On enseignait, il y a quelque vingt ans, dans les écoles de médecine, que chacune des quatre grandes maladies épidémiques qui ont décimé l'humanité avait son foyer d'origine à l'embouchure de quelque grand fleuve, dans les terrains marécageux qui en forment le delta : le choléra dans le delta du Gange, le typhus aux embouchures du Danube, la fièvre jaune dans le delta du Mississipi, et la peste enfin, dans le delta du Nil.

En ce qui concerne la peste, de beaucoup le plus meurtrier et le plus redouté de ces fléaux, la mention est incomplète. Au foyer égyptien il faut en ajouter un autre, le foyer indo-chinois. Les épidémies historiques ont en l'un ou l'autre de ces points de départ.

Le sol humide et malsain des bourgades de la Basse-Egypte est longtemps resté imprégné du miasme pestilentiel. C'est de là qu'il s'élevait pour se répandre périodiquement sur les côtes de la Méditerranée. A l'Occident, il frappait d'abord la Tripolitaine, dont on n'a guère connu que les épidémies récentes de Bengazi en 1856, de Mourzouk en 1859, de la Cyrénaïque en 1874 : puis il atteignait la Tunisie, dont l'épidémie la plus célèbre fut celle qui décima l'armée des Croisés et causa la mort de saint Louis en 1270 : il ravageait enfin à diverses reprises l'Algérie et le Maroc. Du côté de l'Orient, la peste se propageait en Syrie, dans la Turquie d'Europe, et, à la suite des armées, en Grèce, en Transylvanie, en Dalmatie et jusqu'en Russie. Chacun de ces pays devenait, pour un temps, un nouveau centre de rayonnement. La Turquie, dévastée par le fléau à la fin du siècle dernier et au commencement de celui-ci, a constitué pendant longtemps un foyer secondaire émané du foyer principal égyptien et entretenu par lui : il s'est éteint d'ailleurs à peu près à la même époque que celui-ci. Ce sont les troupes du Sultan qui de 1814 à 1816 propagèrent le fléau en Valachie, en Albanie, en Epire et sur tout le littoral oriental de l'Adriatique. La peste de Morée (1824) n'eut pas d'autre véhicule que le contingent égyptien de l'armée turque.

Il est certain que l'Egypte était infestée déjà au IIIe siècle avant l'ère chrétienne. Daremberg en a donné la preuve. On sait, d'autre part, par Evagrius et Procope, que c'est de Péluse, dans le delta du Nil, que surgit le fléau connu dans l'histoire sous le nom de peste

Albert Dastre

de Justinien, qui, on l'an 542 de notre ère, dévasta tout le bassin de la Méditerranée. La peste de Marseille en 1720, si meurtrière qu'elle fit périr un habitant sur trois, fut introduite par un navire venu de Saïda en Syrie. La peste de Messine en 1743 se rattachait de même, plus ou moins immédiatement, au foyer égyptien : de même encore, l'épidémie de Moscou en 1771, et plus tard l'épidémie de Malte en 1813. Jusqu'au milieu du XIXe siècle, le limon du Nil n'a pas cessé d'être le sol matriciel de la peste : la maladie s'y perpétuait à l'état endémique ; fréquemment, — vingt et une fois, dans l'intervalle de 1783 à 1844, — elle y prenait un développement épidémique. L'une de ces épidémies frappa l'armée française, au moment de la campagne d'Egypte, et lui enleva deux mille hommes.

Cette longue contamination du sol égyptien a pris fin en 1844. Depuis lors le fléau avait cessé : le foyer s'était éteint et avec lui tous les foyers secondaires qu'il avait engendrés. On sait qu'un vice d'organisation du service sanitaire international vient de lui permettre de se rallumer, et que la peste, importée de Bombay, a reparu à Alexandrie en 1896.

Si, comme on avait pu le croire, et comme l'ont prétendu Desgenettes, Fodéré, Pariset et d'autres épidémiologistes, l'Egypte eût été le véritable et le seul foyer originel de la peste, son extinction en ce point vers la fin de l'année 1844 eût marqué la disparition définitive de cette maladie. Il nous serait permis après cinquante années d'immobilité et d'inertie du germe de la contagion de le considérer comme éteint et détruit à jamais. C'était bien là ce que pensait la majorité des médecins : la peste appartenait au passé ; elle n'intéressait plus que l'histoire.

La réalité n'était malheureusement pas conforme à cette opinion optimiste. Il y avait d'autres foyers originels que l'Egypte. Il en existait un principal dans l'Extrême-Orient, en Chine, dans le Yunnam ; il y en avait un autre dans l'Inde, au pied de l'Himalaya, dans le Gahrwal. Il existait enfin des foyers endémiques moins importants, secondaires, en divers autres points.

Le foyer chinois, — à moins que ce ne fût le loyer de l'Himalaya, — s'était déjà manifesté par un coup d'éclat, au moyen âge. C'est là qu'avait pris naissance la plus terrible des épidémies dont l'histoire ait gardé le souvenir, la *peste noire*, qui désola le monde entier et fit périr, dans la seule Europe, de 1347 à 1351, vingt-cinq millions d'habitants sur une population de cent cinq millions. Parti de l'Extrême-Orient, le fléau s'était étendu lentement dans l'Inde, la Perse, la Russie. Il avait mis treize ans à arriver jusqu'en Pologne Mais, dès ce moment, au milieu de populations plus denses, il s'étendit avec rapidité, dans toutes les directions : il n'épargna aucune partie de l'ancien continent, dont il atteignit enfin les points extrêmes, l'Angleterre en 1349, la Norvège en 1351.

Il n'y a pas à douter que l'épidémie qui inquiète le monde depuis quelques années n'ait eu le même point de départ. La peste, probablement endémique dans la région de Canton, Hong-Kong, Formose et certainement dans la province du Yunnan, a pris, dans ces régions, depuis 1894, un développement épidémique. Elle s'est étendue de là dans l'Annam (épidémie de Nha-Trang, 1897), dans l'archipel Malais (Penang, 1899), et surtout dans l'Inde (Bombay, 1896), où elle s'est implantée et où elle a fait rage. De là elle a rayonné dans tous les sens. Elle a pénétré dans le golfe Persique, vers le nord ; elle a gagné, vers le sud, l'Afrique portugaise orientale (épidémie de Lourenço Marquez, 1899), l'île de Madagascar (épidémie de Tamatave, décembre 1898 à février 1899), l'île Maurice et l'île de la Réunion (1899) ; enfin, vers l'extrême Occident, elle a atteint l'Amérique du Sud. Son apparition vient d'être officiellement constatée dans la ville d'Assomption, capitale du Paraguay (septembre 1899).

On a découvert récemment deux nouveaux centres endémiques : l'un en Asie à la frontière russo-chinoise, dans le voisinage du lac Baïkal (peste des Sarbagans) ; l'autre en Afrique, dans l'Ouganda, au voisinage des grands lacs. M. Netter, à qui nous emprunterons une grande partie de nos renseignements, pronostique quelque célébrité retentissante à ces deux foyers, fâcheusement situés sur le trajet des deux plus grandes voies ferrées qui seront l'œuvre du siècle prochain, le Transsibérien d'une part, le Transafricain de l'autre.

Il existe encore d'autres foyers. L'un, très important, signalé par Tholozan dans la partie élevée du bassin de l'Euphrate, a été le point de départ des épidémies qui ont désolé de 1856 à 1867 les villes de Hillah, Bagdad et Bassorah. Un autre est installé vers les frontières de l'Arménie et du Caucase ; un dernier enfin dans l'Assyr qui est un district montagneux de l'Arabie.

L'Europe Occidentale se trouve donc menacée de divers côtés. Il est possible qu'avant longtemps, elle ait à lutter sur terre et sur mer contre les réveils du fléau et la force effrayante d'expansion virulente qui se manifeste dans ces centres engourdis, sous l'influence de conditions favorables. Mais pour le moment, il semble que la peste ne puisse venir à l'Europe que des foyers de la Chine ou de la presqu'île Hindoue, et par la voie rapide, la voie de mer. Sur terre, la marche du fléau est lente : il gagne de proche en proche, sans sauts brusques, sans envolées ; il procède pas à pas, comme le typhus. Il fait le tour du monde comme un touriste pédestre. Desgenettes, le célèbre médecin de l'armée d'Egypte, déclarait qu'un fossé suffit à l'arrêter. La maladie aurait des chances d'être cernée et étouffée sur place dans les solitudes clairsemées et sans routes rapides qui séparent nos pays de ceux où il prend naissance. C'est donc par la route maritime, par la Mer Rouge et le canal de Suez que nous pouvons craindre son invasion. Le vrai péril est de ce côté.

Section II

Les mesures de défense. — L'Europe a, pour se défendre contre l'agression du fléau, une triple ceinture de mesures protectrices qui lui forment comme une triple cuirasse. La première, la plus extérieure, consiste dans l'organisation du service sanitaire international. C'est elle qui présente les plus graves défauts.

En réalité, c'est avant de pénétrer dans le canal de Suez que les navires venant des pays contaminés devraient être soumis à une désinfection rigoureuse. Lors des Congrès internationaux de Paris, de Vienne et de Venise, les voix médicales se sont prononcées pour l'établissement d'un lazaret à *El Tor*. L'opposition de l'Angleterre a empêché la réalisation de ce vœu. Il est certain qu'une mesure de ce genre eût apporté quelques entraves et causé quelques retards au mouvement des navires venant de la Chine et de Bombay. La navigation en eût souffert, si l'hygiène en eût profité. L'Angleterre a préféré, en cette circonstance, les intérêts de son commerce à la préservation de la santé des autres pays. La sienne est hors de cause. La distance lui est, à elle-même, une protection suffisante, si l'on considère que l'incubation de la peste ne dépasse guère une dizaine de jours.

Il a donc fallu remplacer la quarantaine d'observation à Suez par une *visite médicale* qui, vu les conditions où elle s'opère, ne présente qu'une garantie insuffisante. La préservation de l'Europe est, en définitive, à peu près à la merci d'un capitaine peu scrupuleux ou d'un médecin négligent. Leur connivence, à plus forte raison, annihilerait les faibles garanties de l'organisation adoptée. Le fait n'est pas rare de navires se présentant au transit avec la peste à bord. Le *Caledonia*, affecté au service de la malle des Indes, en a fourni un exemple. M. le professeur Proust en a signalé cinq en moins de deux ans.

Il était donc aisé de prévoir que le continent serait atteint, quelque jour par l'épidémie. Et de fait, la peste a éclaté à Alexandrie d'abord, sur cette terre d'Egypte qui en avait été longtemps le berceau et qui s'en était complètement débarrassée depuis cinquante ans. Enfin, au mois de juillet, elle s'est déclarée à Oporto, en Portugal. La police des ports doit remédier à l'insuffisance du service sanitaire international. Elle peut rendre obligatoires les précautions que celui-ci a négligées, c'est-à-dire imposer une quarantaine aux navires qui arrivent d'un lieu contaminé ou les soumettre à une visite médicale sévère. Ces mesures, prescrites pour le service sanitaire métropolitain, constituent contre l'agression du fléau une nouvelle défense ; c'est la seconde cuirasse dont nous parlions plus haut. Mais celle-là aussi a ses défauts. Ces précautions ne réussissent qu'à empêcher l'introduction des malades atteints déjà de la peste ou sous la menace du mal encore en incubation. Si la contamination ne se faisait que d'homme à homme, de telles mesures suffiraient à y mettre bon ordre ; elles seraient efficaces. Mais nous verrons précisément, en étudiant tout à l'heure les procédés de propagation de la maladie, que les germes du mal peuvent être véhiculés par les objets inanimés, par les étoffes, le linge, les vêtements, les hardes, par tout ce qui a été en contact avec les pestiférés, et non seulement avec les hommes, mais avec les animaux comme les rats, aussi sujets que l'homme même à la contagion. Dès lors, il ne pourrait y avoir de sécurité absolue que si l'on soumettait à une désinfection rigoureuse toute la cargaison du navire et si, conséquemment, l'on prohibait l'importation de tous les objets tels que grains, peaux, laines qui ne se prêtent pas à cette opération et qui peuvent, d'ailleurs servir d'abri aux rongeurs et aux insectes qui sont les vrais agents propagateurs du fléau.

Mais de telles mesures prohibitives équivaudraient le plus souvent à la mise en interdit des ports contaminés. Le service sanitaire international a reculé devant leur rigueur : la police nationale des ports recule à son tour. Tout au moins peut-on dire qu'elle en retarde l'obligation jusqu'au dernier moment. De là une fissure dans l'armure protectrice, par où peut s'insinuer l'agent morbide. C'est ainsi sans doute que les choses se sont passées à Oporto.

La peste semble y avoir été introduite par un navire anglais, le *City of Cork*. Il importe de noter que le *City of Cork*, quoique chargé de chanvre indien, ne venait pas directement de Bombay. C'est d'ailleurs le cas pour tous les navires qui importent au Portugal les produits des Indes : le thé, le riz, le chanvre, le coton. M. Forbes assure qu'ils n'arrivent jamais à Porto qu'après avoir touché un port européen, Londres, Liverpool, Rotterdam, Brème ou Hambourg. Le City of Cork venait de Londres, où il avait séjourné quelque temps.

C'est donc à Londres que l'épidémie aurait dû se déclarer. Il est vraisemblable que, grâce à la perfection de l'organisation hospitalière de cette ville, elle y aurait été étouffée sur place, sans bruit, et peut-être sans être reconnue. Des faits de ce genre doivent arriver quelquefois. Il y en a eu un exemple, en tous cas, en 1896. Trois pestiférés, dont la maladie n'avait pas été reconnue d'abord, ont séjourné dans les salles communes, sans qu'il y ait eu contamination du personnel hospitalier ni des autres malades.

Les premières victimes, à Oporto, furent les débardeurs qui avaient travaillé au débarquement. Comme il arrive au début de toute épidémie, les tout premiers cas qui se produisirent, avant que l'opinion publique eût été mise en éveil, échappèrent à l'attention. La véritable filiation ne s'établit que d'une façon rétrospective. Le mal avait déjà fait des progrès quand il fut nettement reconnu par un médecin bactériologiste, directeur du Laboratoire municipal d'hygiène de Porto, le docteur Jorge. L'existence du fléau, officiellement constatée, fut notifiée par le gouvernement portugais aux représentants étrangers, conformément à l'un des articles du règlement édicté par la conférence sanitaire de Venise. A partir de ce moment, les consuls ne délivrèrent plus que des patentes jaunes aux navires qui sortaient. Telle est la manière de parer à la dissémination du fléau par la voie de mer.

D'autre part, pour empêcher la diffusion par la voie de terre, le gouvernement établit autour de la ville un cordon sanitaire et arrêta le mouvement des chemins de fer et des transports.

L'établissement d'un cordon sanitaire autour d'un lieu contaminé est un de ces remèdes que l'on appelle en médecine *héroïques*, à cause des épreuves auxquelles il soumet le patient. Il peut être ou n'être pas efficace ; il impose, en tous cas, de pénibles sacrifices à ceux qui le subissent. Pour réussir à préserver les contrées avoisinantes, il faut que le blocus soit effectif ; il faut avant tout qu'il soit possible. En un mot, il a ses indications et ces contre-indications. Lorsqu'il s'agit de petites agglomérations de populations agricoles qui possèdent des ressources suffisantes d'alimentation pour n'avoir pas besoin de se ravitailler au dehors et qui peuvent être maintenues inflexiblement à l'intérieur (du cercle qui les enserre, le succès est immanquable. L'histoire de la peste en a offert des exemples remarquables, dans l'épidémie de Noja en Italie, en 1815, dans celle de Wetlianka on Russie en 1878 et dans celle d'Anzob, dans le Turkestan russe en 1898.

Noja est une petite ville de l'Italie méridionale, dans la province de Bari. Elle comptait un peu plus de 5 000 habitants, lorsque, au mois de novembre 1815, elle fut envahie par le fléau que les troupes turques avaient déchaîné sur le littoral oriental de l'Adriatique. La maladie y sévit pendant dix mois et y fit périr 716 personnes, c'est-à-dire environ un habitant sur sept. Dans le courant du second mois, un cordon sanitaire fut établi et la ville étroitement bloquée. Il était interdit, sous peine de mort, aux habitants d'avoir aucun rapport avec les troupes d'investissement. Cette consigne fut rigoureusement observée. On raconte qu'un paysan fut fusillé pour l'avoir enfreinte et pour avoir fait passer aux soldats un jeu de cartes provenant de la ville infectée. L'épidémie fut étouffée sur place, et l'Italie, si souvent ravagée jadis par la peste, fut préservée cette fois.

L'épidémie de Wetlianka est plus récente. Elle s'est produite en 1878, en Russie, dans le gouvernement d'Astrakan. Elle a eu un grand retentissement, parce qu'elle venait interrompre le rêve de sécurité où se complaisait l'Europe. Wetlianka est un village de Cosaques, comptant 1 500 habitants, situé sur la rive droite du Volga à une cinquantaine de lieues en amont d'Astrakan. La maladie, probablement originaire du foyer persan, y fit sa première apparition le 12 octobre 1878 ; ses premiers progrès furent lents et sa nature fut d'abord méconnue. Brusquement elle s'aggrava le 29 novembre et la contagion commença de gagner les villages voisins. Le médecin mourut. La terreur se répandit partout et l'on vit se renouveler les scènes d'horreur qui avaient marqué quelques-unes des épidémies du moyen âge : l'abandon des malades, la fuite des habitants, les morts laissés sans sépulture. Le gouvernement, tardivement informé, prit des mesures de préservation énergique. Un premier cordon sanitaire entoura le village envahi ; un second enveloppa le district ; un dernier cercle de troupes investit la province tout entière. Des précautions hygiéniques rigoureuses, telles que l'incendie des maisons atteintes, la destruction par le feu de tous les objets qui avaient servi aux pestiférés, l'inhumation dans la chaux de ceux qui avaient succombé, contribuèrent à étouffer sur place l'épidémie qui, pendant un moment, avait troublé la quiétude de l'Europe. Tous les gouvernements avaient envoyé des délégués pour se renseigner sur la véritable nature du fléau et l'efficacité des mesures de préservation. Le mal se réduisit à peu de chose en comparaison de ce que l'on pouvait craindre. Vingt-deux familles seulement furent frappées et fournirent trois cent soixante-douze victimes.

Albert Dastre

L'établissement de ces cordons sanitaires rigoureux n'est pas possible, et cela pour beaucoup de raisons, lorsqu'il s'agit d'une grande ville de 80 000 habitants, commerçante, industrielle, comme Oporto. La suppression des communications avec le dehors reste inefficace parce qu'elle est incomplète ; ses inconvénients seuls subsistent sans compensation ; et ils sont tels qu'ils contribuent à l'aggravation de la maladie. Le ravitaillement insuffisant, le développement de la misère, l'état moral des habitants prisonniers favorisent les ravages du fléau.

En ce qui concerne Oporto, les missions étrangères et la mission française en particulier, composée de MM. Calmette et Salimbeni, se sont élevées contre le maintien du cordon sanitaire qui avait été établi au début. La société médicale de Lisbonne a joint ses protestations à celles de tout le corps médical, et le gouvernement portugais, à la date du 13 septembre, a décidé la suppression du blocus. Conformément aux prescriptions de la Conférence de Venise de 1897, il a rétabli les communications de la ville contaminée avec le dehors et organisé, à la sortie, une visite sanitaire rigoureuse avec séjour obligatoire dans des lazarets d'observation, désinfection de tous les objets désinfectables et interdiction d'exportation pour ceux qui ne se prêtent pas à cette opération. Telles sont les mesures qui remplacent l'ancien cordon d'isolement ; leur ensemble constitue la troisième ceinture protectrice par laquelle les Etats modernes peuvent essayer de se défendre contre l'invasion des maladies épidémiques.

Le rôle de la police sanitaire finit là ; celui de la science commence. Il y a une dernière ressource, qui consiste dans l'emploi des procédés scientifiques de vaccination et d'immunisation.

Quel résultat peut-on attendre de ce plan de campagne, dans les conjonctures actuelles ? Réussira-t-on à maintenir le fléau dans les foyers multiples qu'on a laissés se former et à empêcher qu'il s'étende et nous envahisse ? La réponse que l'on peut faire à cette question capitale n'est pas très rassurante. Les savants les plus compétents en la matière ne nous bercent d'aucun espoir. Les membres de la mission française déclarent que la maladie subsistera à Oporto pendant des mois, peut-être des années. « Il est presque impossible, ajoutent-ils, de préserver les autres villes européennes de la contamination. »

L'Europe se trouverait donc ramenée à l'état où elle était, il y a deux siècles, avant que le fléau eût abandonné définitivement ses diverses contrées. On sait, en effet, que la peste s'est retirée des pays Scandinaves, de 1654 à 1657 ; de l'Angleterre en 1665, des Pays-Bas en

1669, de l'Espagne en 1681. Et voici que, de nouveau, elle y prendrait pied.

On ajoute qu'il n'y a pas lieu de s'alarmer. On nous promet que, si nous observons les règles de l'hygiène publique et individuelle, si nous nous gardons de la misère, de l'encombrement et des causes de débilitation, la maladie, en quelque sorte domestiquée, n'exercera pas de plus grands ravages que la fièvre typhoïde et les autres infections endémiques. Sa diffusion sera entravée de toutes parts. Le développement sera empoché par cette raison que les manifestations de la peste seront désormais diagnostiquées, dès le début, d'une manière infaillible et que les mesures d'isolement et de désinfection pratiquées aussitôt, auront toute leur efficacité.

On nous dit encore que nous pourrons nous préserver de cette peste, installée à l'état chronique, comme nous nous défendons de la variole. Nous aurons la ressource de l'inoculation préventive par le vaccin de Haffkine ou de l'immunisation par le sérum antipesteux de Yersin, Calmette et Borrel, ou par le sérum antitoxique de Lustig et Galéotti. La peste n'aura plus alors qu'une virulence émoussée. Le bacille coccique, qui a donné naissance à la maladie, ne présentera plus l'activité exaltée que lui confèrent les passages ininterrompus à travers plusieurs organismes humains. L'effrayante mortalité, qui jetait l'épouvante dans les contrées atteintes ne sera plus qu'un souvenir.

Une panique n'aurait plus de prétexte. La terreur était bien justifiée, au contraire, au temps où le fléau, abandonné à lui-même, décimait les populations. Ce n'est pas assez de dire qu'il les décimait ; il faisait périr, non le dixième des habitants, mais le quart, la moitié, quelquefois les deux tiers. La peste noire de 1350 fit 50 000 victimes à Paris, 60 000 à Florence et à Londres. L'Europe, d'après l'évaluation que fit faire le pape Clément VI, perdit le quart de sa population. L'Italie en perdit la moitié et certaines villes, comme Venise, les trois quarts. La peste de Provence, de 1720 à 1722, amena la mort de 87 000 personnes, sur une population de 247 000 âmes.

On ne reverra plus de pareilles hécatombes. La peste de Hong-Kong fait actuellement trente victimes par semaine : celle d'Oporto, une ou deux victimes par jour. Dans des milieux mieux surveillés, où les règles de l'hygiène publique et privée seraient mieux obéies, la malignité serait moindre encore. La cohabitation avec un ennemi dont les griffes sont aussi rognées n'a plus rien de terrifiant. On nous rassure en proclamant l'atténuation et l'innocuité relative du fléau ;

mais ne nous rassurerait-on pas mieux en organisant la défense de manière qu'il ne pût nous atteindre [1] ?

Section III

Les différentes formes de la peste. — La circonstance principale qui a toujours paralysé la défense contre l'invasion de la peste, c'est que la maladie était ordinairement méconnue à ses débuts. On ne réussissait pas à l'identifier, avec assez de certitude, sous ses divers déguisements. Cette lacune dans l'étude nosologique de la peste est maintenant comblée. Les diverses variétés sont exactement décrites. La découverte du germe infectieux, c'est-à-dire du bacille de la peste, faite par Yersin, en 1894 ; l'exacte détermination de ses manières d'être et de se comporter, des diverses voies par lesquelles il peut aborder l'organisme et des désordres qu'il est capable d'y provoquer, suivant qu'il pénètre d'un côté ou d'un autre ; toutes ces notions nouvelles ont jeté la plus vive lumière sur la nature de la maladie et ont permis de la dépister sous tous ses travestissements. L'examen bactériologique, enfin, permet de lever les derniers doutes et d'assurer le diagnostic. Ce n'est pas ce qui avait lieu jusqu'ici. Le mal avait déjà le temps de s'étendre et de se diffuser hors de sa première station d'accès, avant d'être exactement signalé. Le navire le *Grand-Saint-Antoine* qui, parti de Saïda en Syrie, introduisit, en 1720, la peste à Marseille, avait eu déjà deux cas de peste, avant de relâcher à Livourne. Il aurait dû y être retenu. A Marseille même, et tandis qu'il purgeait sa quarantaine, un matelot meurt à bord, le 27 mai ; le mal n'est pas encore diagnostiqué. Le 14 juin, les passagers sont admis à la libre pratique. Des portefaix employés au déchargement sont frappés les 23, 25 et 26 juin et 7 juillet, et le chirurgien de la santé ne reconnaît pas encore la peste. Il paie, d'ailleurs, son aveuglement de sa vie et de celle de sa famille ; mais, lorsque enfin on identifie le fléau, il est trop tard ; la peste est installée.

Dans l'épidémie de Wetlianka, en 1878, plus d'un mois s'écoule

---

1 Des précautions ont été prises, en effet. En l'absence des Chambres, le Conseil d'État, saisi de la question par le ministre de l'Intérieur, a décidé, dans l'audience de vacation du 14 septembre, qu'une somme de 300 000 francs serait mise à la disposition du gouvernement pour lui permettre de prendre les mesures de protection nécessaires. Le Comité de direction des services sanitaires s'est réuni pour fixer ces moyens de défense. Ces moyens ont été, dès longtemps, prévus par les **éminens** hygiénistes de notre temps, MM. Brouardel, Proust, et les autres membres du Comité d'hygiène.

avant que les médecins reconnaissent la nature de la maladie, et les mesures de préservation ne sont prises qu'après deux mois. La même chose arrive à Oporto. La maladie suspecte se déclare au commencement du mois de juin de cette année : les médecins croient à une épidémie habituelle d'entérite ou de choléra-nostras. Le docteur Ricardo Jorge, chef du service de santé de la ville, professeur d'hygiène à l'école de médecine, soupçonne, dès le 6 juillet, la nature du mal, mais il n'en peut donner la preuve authentique que le 8 août. Jusqu'à ce moment, l'autorité sanitaire du port délivrait des patentes nettes aux navires qui avaient touché Porto, et, paraît-il, les consuls étrangers contresignaient de confiance.

La population était restée calme. Elle a continué de vaquer paisiblement à ses occupations, jusqu'au moment où l'on connut l'intention du gouvernement de mettre la ville en quarantaine et d'établir autour d'elle un cordon d'isolement. Ce fut alors, au dire de M. Forbes Costa, « une fuite de plusieurs milliers de personnes quittant Porto en voiture, sans inspection médicale aucune, et avec des bagages non désinfectés. »

Au résumé, pendant plus de deux mois, aucune mesure efficace n'a été prise pour empêcher la diffusion du fléau par la voie de mer, ni par la voie de terre ; au contraire, tout a été fait pour la permettre.

À l'annonce que la ville allait être mise en quarantaine, la population s'est affolée ; elle s'en est prise aux médecins qui signalaient le mal ; le docteur Jorge a été l'objet de menaces violentes ; l'un des membres de la mission française, M. le docteur Salimbeni, a subi une agression, heureusement sans suites sérieuses. Ce qui s'est passé à Oporto, a dû se produire ailleurs. On a dû voir, bien des fois, les mêmes faits : un diagnostic tardif permettant l'aggravation et l'extension du fléau ; des mesures maladroites, prises dans le dessein de l'isoler, aboutissant au contraire à le propager. Nous avons dit qu'aujourd'hui la situation est changée, grâce surtout aux progrès des idées pastoriennes et au développement des études bactériologiques.

Par opposition à la peste d'Oporto, on peut citer la petite épidémie de Vienne, au mois d'octobre 4898. C'est une épidémie sortie d'un laboratoire et aussitôt éteinte dans l'hôpital voisin, sans avoir gagné la ville. Son histoire est aussi dramatique qu'instructive. Une mission scientifique avait été envoyée à Bombay en 1897, par l'Académie des Sciences de Vienne, afin d'y étudier la peste qui s'y était déclarée l'année précédente. Le docteur Hermann Müller, privat-docent à l'Université, en était le chef. Les savants autrichiens recueillirent le bacille de la peste, le cultivèrent sur l'agar salé, selon les prescriptions de Yersin, et rapportèrent ces cultures au Laboratoire de l'Institut anatomo-pathologique de Vienne, afin d'y répéter et d'y poursuivre les expériences d'immunisation que Yersin lui-même et son confrère japonais, le docteur Kitasato, avaient récemment exécutées en Chine et au Tonkin. Ces expériences se faisaient sur des rats. Elles se continuaient depuis près d'un an, lorsqu'un beau jour, le garçon de laboratoire qui était chargé du soin des animaux en expérience, tomba malade. L'affection dont il était atteint ressemblait à une attaque d'influenza compliquée de pneumonie : elle n'avait pas les caractères habituels de la peste bubonique de Bombay : le docteur Müller s'y trompa d'abord ; c'était pourtant bel et bien une forme de la peste. Trois jours après, le 18 octobre 1898, ce garçon, nommé F. Barisch, succombait. Le docteur Müller avait enfin reconnu, avec une vive émotion, la nature du mal. Il donna les derniers soins à son fidèle serviteur et prit toutes les précautions pour empêcher le mal de se propager au dehors. Il procéda lui-même à la désinfection de la chambre occupée par le pestiféré.

Malgré toutes les opérations tardives d'antisepsie, les deux gardes-malades et l'une des religieuses qui l'avaient aidé à soigner le malheureux Barisch, tombèrent malades à leur tour ; l'une d'elles, dès le lendemain. Trois jours après, le 21 octobre, le docteur Müller, tout en leur prodiguant ses soins, reconnut sur lui-même les premiers symptômes de la maladie et comprit qu'il était perdu. Ne voulant entraîner personne dans son désastre, il s'enferma dans sa chambre pour mourir isolé. Il succomba, en effet, dans la nuit du surlendemain. Tandis qu'il en était encore capable, il écrivit à ses parents, à ses frères et à ses sœurs une lettre d'adieu touchants et demanda qu'un prêtre lui donnât, de la rue, à travers sa fenêtre ouverte, l'absolution et la bénédiction des derniers sacrements. Sa lettre à sa famille se terminait par le post-scriptum suivant : « Je voudrais être brûlé sur un bûcher afin de ne mettre personne en péril. Recueillez mes cendres et déposez-les dans le cimetière de Dœbling, près de ma grand'mère. » Cette fin résignée du jeune savant fut à peu près aussi la fin de l'épidémie. Elle s'éteignit, après avoir fait encore une troisième victime. L'une des gardes-malades qui avait consenti à recevoir une injection du sérum antipesteux envoyé par l'Institut Pasteur, Pecha, résista dix jours et finit, cependant, par succomber. Les autres guérirent plus ou moins rapidement.

Section IV

La diversité des formes de la peste. — Le diagnostic de la peste est devenu facile, depuis que l'on connaît les diverses formes sous lesquelles elle se manifeste. C'est là, d'ailleurs, une notion encore toute récente ; elle remonte à peine à trois années. D'autre part, cette variété d'aspects s'explique naturellement par la variété même des organes par lesquels l'agent d'infection, le bacille de la peste, s'introduit dans l'organisme. La gravité de la maladie, elle aussi, est en relation, on le comprend sans peine, avec la forme qu'elle revêt, et par conséquent avec l'organe d'accès. Mais elle dépend encore d'une autre circonstance, c'est à savoir, la condition propre du microbe, plus ou moins exalté ou atténué dans sa virulence suivant les péripéties qu'il a subies, lui ou ses ascendants.

Les deux formes principales de la peste sont la forme bubonique, qui est la forme commune, la seule qui ait été connue pendant longtemps (peste à bubons, peste bubonique) ; en second lieu, la *forme pneumonique* (pneumonie pesteuse) que le médecin anglais Childe a parfaitement dégagée en 1897 ; il faut ajouter une troisième variété, *la peste septicémique.*

Les deux formes principales correspondent aux deux principaux moyens de pénétration du bacille pesteux : l'introduction à travers la peau ou à travers le poumon. Le microbe infectieux peut attaquer l'organisme en pénétrant à travers la peau par quelque excoriation préexistante, coupure, égratignure, érosion quelconque ; ou encore à la suite de la piqûre de quelque insecte, puce ou punaise ; ou enfin, par suite de la morsure de quelque animal infesté, rat, souris, ou singe. Le bacille chemine alors, par les vaisseaux lymphatiques, jusqu'aux ganglions voisins : il s'y arrête et en provoque l'inflammation. Ces ganglions enflammés sont les bubons.

La situation des ganglions atteints signale la porte d'entrée de l'agent infectieux. Si l'effraction du tégument a eu lieu au membre inférieur, ce sont les ganglions verticaux du pli de l'aine qui sont intéressés : si l'inoculation s'est produite à la racine du membre, ce sont les ganglions du pli de l'aine orientés dans le sens transversal. Si la piqûre a été faite à la main ou au bras, le bubon se produit sous les aisselles. Une tuméfaction des ganglions du cou, un bubon situé derrière la mâchoire, témoignent d'une piqûre infectieuse à la partie supérieure du tronc ou à la tête.

Ces bubons accompagnant les autres symptômes morbides, c'est-à-dire une fièvre intense et un délire bientôt suivi de prostration, caractérisent la peste ordinaire. C'est la présence de ce signe si évident, la tuméfaction bubonique, qui permet de reconnaître la peste dans les épidémies racontées par les anciens auteurs : c'est son absence, dans la description si complète de Thucydide qui nous empêche de la retrouver dans l'épidémie connue sous le nom de peste d'Athènes, qui ravagea l'Attique en l'année 430 avant Jésus-Christ, au temps des guerres du Péloponnèse. Une fièvre intense débutant par un frisson et atteignant, dès le second jour, la température de 41° ; un mal de tête violent s'accompagnant de délire et bientôt suivi d'une extrême prostration ; tels sont, avec un ou plusieurs bubons apparaissant en quelque point du corps, les trois symptômes classiques de la peste, dans sa forme commune.

Quelques manifestations accessoires, des vomissements, des douleurs dans les membres, une soif vive ; une impression pénible produite par la lumière sur les yeux dont les globes sont rouges et injectés, complètent le tableau des symptômes.

Ces manifestations de la peste, à la violence et à la rapidité près, ressemblent à celles du typhus. On dirait une fièvre typhoïde, dont la marche serait invraisemblablement accélérée. L'abattement, la prostration, l'expression atone, indifférente ou stupéfiée du visage, la faiblesse des membres qui ne permettent pas au malade de se soutenir ou seulement de se soulever sur son lit, l'intensité de la fièvre, sont des traits communs aux deux affections. L'existence des bubons établit la différence. Ceux-ci, qui se manifestent dès le premier ou le second jour, entrent en suppuration vers le septième ou le huitième, si la maladie se prolonge jusque-là ; d'autres fois, la peau se mortifie comme dans l'anthrax (peste charbonneuse) et laisse un ulcère indolent : enfin, dans les cas légers, la tumeur ganglionnaire s'indure et disparaît par résorption.

La mortalité est variable. On peut admettre, en moyenne, que la peste bubonique franche tue une fois sur trois, s'il s'agit des Européens, et deux fois sur trois, s'il s'agit des indigènes, Chinois ou Hindous. La mort survient ordinairement vers le cinquième jour, exceptionnellement le deuxième ou même le premier jour. Les morts foudroyantes sont rares dans cette forme de la maladie.

On a noté, dans les épidémies de l'Inde, des cas exemplaires, dans lesquels on a pu suivre clairement le développement des accidents depuis le début jusqu'à la terminaison fatale. Ils fournissent en quelque sorte le type normal de la maladie et permettent d'apprécier la durée de ses diverses phases, incubation, excitation, coma. Ce sont les médecins ou les membres des services hospitaliers, toujours si cruellement éprouvés dans les épidémies de peste, qui en ont fait les frais. En pratiquant une autopsie, M. Prall (de Bombay) se pique au bout du doigt, le 19 mai 1898. Le surlendemain, le bubon commence à poindre dans l'aisselle ; les symptômes ordinaires apparaissent, fièvre, délire, vomissements, bientôt suivis de la prostration habituelle ; la mort survient cinq jours après. Même chose pour M. Clemow (de Bombay), pour M. Niedl (de Calcutta). On doit donc admettre qu'en l'absence de toute complication étrangère, lorsque le bacille infectieux est inoculé par piqûre, érosion ou coupure, les accidents éclatent après quarante-huit heures ; la mort suit quatre ou cinq jours plus tard. La durée moyenne de l'incubation est de deux jours, celle de la maladie de quatre jours et demi.

A côté de ces cas de peste franche, il y a des cas atténués sur lesquels l'attention des médecins a été appelée depuis longtemps.

Ils fournissent comme une image réduite du tableau habituel. Le malade est atteint de fièvre légère avec ou sans frisson initial, en même temps que d'engorgement ganglionnaire : en peu de temps, ces symptômes s'amendent et disparaissent. C'est une indisposition éphémère plutôt qu'une maladie : elle permet au sujet d'aller et de venir, de se promener, de vaquer à ses occupations. Si l'on n'était pas en temps d'épidémie, cette atteinte passerait sans doute inaperçue. Mais, sa confrontation avec les cas graves qui coexistent dans le voisinage permet d'y reconnaître une variété fruste et adoucie de la même affection ; c'est ce que les anciens auteurs ont appelé la *peste atténuée* ou *peste ambulante*. Sydenham l'avait souvent constatée à Londres lors de l'épidémie de 1665. En 1720, à Marseille, Chicoyneau en a signalé un grand nombre d'exemples. Il évaluait de 15 000 à 20 000 le nombre des habitants qui auraient été atteints de cette forme bénigne de la maladie. « Ces personnes, sans abattement des forces et sans changer de façon de vivre, allaient et venaient dans les rues et sur les places publiques, pansant elles-mêmes, avec un simple emplâtre, les bubons ou les charbons dont elles étaient affectées, qui s'élevaient, tournaient en suppuration ou, plus rarement, se dissipaient sans suite fâcheuse. »

On observe cet état de choses, cette constitution bubonique simple, surtout au déclin des grandes épidémies. Peut-être aussi se produit-il avant leur début, comme il advint dans un certain nombre de localités, autour de Wetlianka, un peu avant l'épidémie de 1878.

Ces mêmes accès de peste bénigne se montrent, quelquefois aussi, au cours des épidémies graves, pendant leur période d'activité, mais aux limites de leur champ d'action. On en a vu un exemple, en Tripolitaine, pendant la peste de 1858.

Cette épidémie de bubons simples marquant la fin, le début, la limite d'action du fléau, semble indiquer que le microbe, atténué dans sa virulence, n'a plus la vigueur nécessaire pour ébranler l'organisme auquel il s'attaque. Elle a la valeur d'un signe prémonitoire ou critique. Elle annonce l'approche, le départ ou le voisinage de la peste véritable.

Section V

Peste pneumonique. — L'infection de l'organisme par le microorganisme de la peste peut se faire par les voies aériennes. Mêlé aux poussières ambiantes, il pénètre avec elles jusque dans les bronches, s'y attache et devient le point de départ d'une pneumonie spéciale.

Cette pneumonie est particulièrement grave, à la fois pour le malade et pour ceux qui l'entourent. Les produits expectorés sont remplis de bacilles qui, desséchés, se mêlent aux poussières et vont répandre partout la contagion sous sa forme la plus redoutable. En effet, la pneumonie pesteuse est toujours ou presque toujours mortelle. Les statistiques les plus favorables indiquent à peine une guérison sur dix cas. Les épidémies les plus meurtrières sont celles où la contagion prend cette forme. Le malheureux médecin de Vienne, H. Müller, et son garçon de laboratoire, Barisch, furent emportés en trois jours. La mort, au quatrième jour, est le fait ordinaire : rarement l'affection se prolonge jusqu'au huitième ou au neuvième jour. L'intensité des troubles respiratoires, les crachats sanglants, révèlent cette transformation redoutable de la maladie.

On comprend, d'après ces rapides indications, comment les historiens et les chroniqueurs ont eu raison, mais sans le savoir, lorsqu'ils ont désigné du nom commun de peste des épidémies que les écrivains médicaux plus récents ont voulu distinguer parce qu'elles n'offraient par les mêmes symptômes. Les études bactériologiques contemporaines nous obligent à réunir de nouveau, sous le même nom générique, la peste bubonique commune et la peste pneumonique plus rare et plus grave, puisque ces affections ont la même cause, le même agent. Lorsque le microbe pénètre d'emblée jusqu'au poumon, par les voies aériennes, on n'observe plus les bubons ordinaires ; les ganglions enflammés sont, alors, sans doute, ceux mêmes du poumon qui restent cachés au regard. D'autre part, la lésion de l'organe respiratoire, superposant ses manifestations morbides à celles qui traduisent l'infection générale de l'organisme, imprime à la maladie une marche et un aspect particuliers. Mais, cette diversité d'aspect de l'affection ne doit pas nous tromper sur sa véritable nature.

Section VI

Peste noire. — Ce n'est pas seulement par les voies lymphatiques de la peau et du poumon que le microbe de la peste peut arriver jusqu'au cœur de l'organisme. Quel que soit son point de pénétration, il peut tomber, aussitôt l'effraction accomplie, dans un vaisseau sanguin. Le sang, au lieu de subir une intoxication lente et progressive, est alors empoisonné brusquement. C'est la *peste septicémique*, c'est-à-dire, au sens littéral du mot, la peste par empoisonnement direct du sang. La maladie présente une évolution précipitée et une forme condensée ; elle n'est pas moins meurtrière que dans le cas précédent.

Le début de l'affection est extrêmement violent ; sa marche est ultra-rapide. La fièvre atteint immédiatement 41 à 42 degrés. Le délire est intense : dès la fin du premier jour, il fait place à la prostration et au coma ; des hémorragies se produisent dans tous les organes ; sous la peau, dans les muqueuses nasale et oculaire, dans l'intestin, dans la vessie. Des taches d'abord rouges, puis bientôt noires, apparaissent sous les téguments. De là le nom de *peste noire*. Il est probable que la fameuse épidémie qui, partie des foyers endémiques de l'Himalaya ou de la Chine, dévasta le monde vers le milieu du XIVe siècle, a dû son effrayante mortalité aux formes septicémique et pneumonique qu'elle avait revêtues.

Section VII

Le bacille de la peste. — Avant le triomphe des idées pastoriennes, on ne pouvait avoir aucune idée nette de la cause des épidémies en général et spécialement de la peste, non plus que de l'agent qui servait à la propager. On parlait de miasmes engendrés par une accumulation de matières infectes, sans définir autrement cette vague notion de miasmes. Il s'agissait sans doute d'un quatrième état de

Albert Dastre

la matière, moins grossier, plus subtil que les solides, les liquides, les gaz ou les vapeurs ; il avait été imaginé pour les besoins exclusifs de la médecine, qui, jusqu'au milieu de ce siècle, en faisait une forte consommation.

On n'a su réellement qu'à une époque récente que les épidémies s'étendent, se diffusent, et se reproduisent par la même opération par laquelle les êtres vivants eux-mêmes se multiplient, se disséminent et se reproduisent, c'est-à-dire par le mécanisme de la génération ; et cela, parce que l'agent infectieux est un être vivant. Celui qui produit la peste est un microbe découvert, il y a quelques années, par M. Yersin. L'idée de rapprocher la propagation d'une maladie de la pullulation d'une espèce vivante, s'était présentée à quelques esprits. La multiplication rapide d'animaux très féconds fournit la seule image intelligible de l'envahissement progressif d'une contrée par une épidémie comme la peste. Un petit nombre de sa van s l'avaient compris. Au commencement du XVIIIe siècle, le médecin lyonnais J.-B. Goffîon pensait que la peste était due « à des vers ou petits corps animés, qui sont à la mite ce que la mite est à l'éléphant. » Déjà, au milieu du XVIIe siècle, un jésuite célèbre par l'universalité de ses connaissances et la hardiesse de ses imaginations, le Père A. Kircher, avait annoncé que la propagation du terrible fléau se faisait par la multiplication d'un parasite vivant, d'un animalcule qu'il essaya de trouver dans le liquide qui gorge les bubons. Cet animalcule s'y trouvait bien ; en effet ; mais il fallait pour l'y découvrir des instruments autrement délicats que ceux dont disposait le savant jésuite.

Lorsque éclata, en 1894, la peste de Hong-Kong, l'Institut Pasteur délégua l'un de ses membres, M. Yersin, pour on étudier le développement et les particularités. M. Yersin s'était déjà signalé par des recherches faites en collaboration avec M. Roux sur le poison de la diphtérie. Persuadé que le germe morbide devait se trouver dans les bubons qui constituent la manifestation caractéristique de la maladie, il en étudia avec soin le contenu. Il y découvrit le microbe spécifique. C'est un micro-organisme remarquable par son polymorphisme, c'est-à-dire par la variété de ses formes ; tantôt allongé en bâtonnet (bacille) dans les milieux de culture solide, tantôt arrondi en grains isolés dans les milieux liquides (coccus) ou réunis en chaînes (streptocoques). Il ne se distingue, en aucune façon, par son aspect, ni par ses aptitudes à s'imprégner des réactifs colorants ; il se révèle seulement par ses modes d'activité.

Ce bacille se montre particulièrement virulent pour les rongeurs et surtout pour les souris et les rats. M. Mahé, médecin sanitaire à Constantinople, avait signalé la grande réceptivité des souris et des rats pour la peste. Les Hindous et les Chinois la connaissaient depuis des siècles. C'est la mortalité qui se manifeste sur ces animaux qui leur annonce l'irruption imminente de la peste. L'épidémie qui frappe les souris et les rats précède en effet l'éclosion de celle qui frappe les hommes. Les singes, les buffles et les porcs y sont également sujets, mais à un moindre degré. Tous ces animaux succombent avec des accidents et des lésions ganglionnaires analogues à ceux de la peste humaine.

La virulence du bacille de la peste s'affaiblit rapidement dans les cultures, et se restaure par le passage dans les êtres vivants. Mais tout en perdant, lorsqu'il est en dehors de l'organisme infecté, son activité pathogène, il conserve néanmoins son énergie reproductrice, et il pullule à l'état atténué. C'est cette observation qui a servi de point de départ pour les tentatives d'immunisation dont nous allons parler.

Le même agent se trouve dans le sang et dans les sécrétions diverses du sujet atteint de la peste. On a exactement déterminé les circonstances et de lieu et de temps où le microbe se rencontre dans chacune de ces humeurs. En tenant compte de ces renseignements et en dirigeant l'examen microscopique suivant des règles précises, le médecin peut retrouver chez le sujet pestiféré le bacille infectant. La recherche bactériologique vient apporter au diagnostic de la maladie, dans les cas douteux, la confirmation décisive.

Section VIII

Propagation par l'air et les objets inertes. — L'étude du bacille de la peste, faite à Hong-Kong par le savant français Yersin et par son collègue japonais Kitasato, a été reprise par les savants de tous les pays. Les gouvernements ont envoyé des missions d'étude dans toutes les contrées où, depuis 1891, se sont déclarées des épidémies de peste. Deux points, très importants au point de vue pratique, avaient été assignés pour but aux efforts de ces missionnaires. Il s'agissait de déterminer les différents modes suivant lesquels le bacille propage la maladie, afin d'en tirer des moyens de s'opposer à cette propagation. Il fallait, en second lieu, faire sortir, de l'examen attentif de ses propriétés, tes moyens de créer des méthodes d'immunisation ou de traitement. L'étude des moyens naturels de propagation de la peste a conduit aux résultats les plus curieux. Les questions qu'il faut ré-

Albert Dastre

soudre sont les suivantes : Comment le bacille est-il introduit chez l'homme sain et passe-t-il du sujet atteint au sujet encore indemne ? Quel est l'agent intermédiaire qui porte le germe de l'un à l'autre ?

Sans doute l'air peut servir de véhicule et c'est le cas, ainsi que nous l'avons vu, pour la peste pneumonique. Les germes microbiens sont entraînés au dehors de l'organisme pestiféré par les sécrétions, les exsudais, le sang ou les humeurs. Mêlés, après dessiccation, aux poussières atmosphériques, ils peuvent être introduits par la respiration dans les voies aériennes d'un sujet sain, s'y cultiver, et, finalement, le contaminer. Nous avons vu que cette espèce de contamination engendrait la peste pneumonique, c'est-à-dire la forme du fléau qui est la plus grave.

Il semble, au premier abord, que ce mécanisme si simple doive intervenir constamment. S'il en était ainsi qu'il paraît, l'humanité ne résisterait pas au fléau ; elle ne tarderait pas à disparaître devant lui. Une particularité très importante de l'histoire du bacille pesteux s'y oppose ; c'est, à savoir, que ce microbe, une fois sorti de l'organisme contaminé et jeté dans le monde extérieur s'y détruit rapidement. Il résiste mal aux agents physiques ambiants. Desséché, il ne tarde pas à périr. La plus longue survie a été de huit jours dans les expériences que la mission allemande a exécutées dans l'Inde. Dans nos climats, la durée de la survie s'est élevée à trente jours. Mais déjà, dès le dix-huitième jour, le micro-organisme a perdu la plus grande partie de son énergie virulente. L'action du soleil est particulièrement funeste au bacille : elle le désorganise en moins d'une heure, selon Kitasato. Ces deux influences combinées, de la dessiccation et de la lumière, anéantissent donc la majorité des germes extérieurs et défendent ainsi les hommes et les animaux contre l'extrême péril de la peste pneumonique.

L'histoire des épidémies a appris que la peste était transportée souvent, d'un lieu à un autre lieu lointain, par des vêtements, du linge, des objets familiers qui avaient appartenu à un pestiféré.

Les exemples abondent de la diffusion de la peste et de son transport à grande distance par des matières inertes qui ont été en contact avec des malades, tels que linge, vêtements, objets d'usage personnel, ustensiles et meubles divers. Au partage des dépouilles d'un pestiféré, plus d'un héritier a trouvé dans son lot les microbes du mort, supplément d'hoirie inattendu. On connaît l'histoire d'une femme de Toulon qui, pendant l'épidémie de Provence de 1720, légua à ses parents et amis la peste enfermée dans les plis de sa garde-robe.

Section VIII

Grassi, que nous citons encore d'après Netter, rapporte quelque chose de pareil à propos de l'épidémie qui, en 1829, désola le couvent de Saint-Jean-d'Acre. Le fléau éclata à l'ouverture de caisses pleines de vêtements de pestiférés morts deux ans auparavant. Si l'observation est exacte, elle prouverait que le microbe pathogène peut conserver sa vitalité et sa virulence vingt fois plus longtemps que ne l'indiquaient les expériences directes que nous avons rappelées tout à l'heure. Une vitalité latente de deux années, c'est autre chose qu'une survie de quelques jours ou même d'un mois. L'observation du médecin d'épidémie contredit ici les résultats obtenus par l'expérimentateur. On pourrait, il est vrai, insinuer que l'expérience est certaine, tandis que l'histoire de ces caisses l'est moins.

Le doute, néanmoins subsiste ; et il est fâcheux. On aurait le plus grand intérêt à être bien fixé sur la véritable durée de la survie du bacille de la peste hors de son milieu naturel de culture, — si l'on ose appeler ainsi l'organisme vivant qu'il vient infester. La défense contre l'invasion du fléau ne saurait être organisée sérieusement si l'on reste dans l'ignorance de ce renseignement essentiel.

Il ne s'agit pas seulement des objets qui ont été en contact direct avec les pestiférés et dans lesquels s'est conservé le bacille. Celui-ci peut tout aussi bien s'être conservé dans des étoffes ou des matières qui n'auront jamais approché d'un malade. Il suffit qu'elles aient plus ou moins longtemps traîné dans les échoppes des mercantis ou dans les bazars. Les germes infectieux flottant dans les poussières d'une ville contaminée se déposent avec ces poussières sur l'objet et, transportés avec lui, par quelque acheteur, dans une localité lointaine, ils peuvent y semer le fléau. C'est l'histoire de cette épidémie réduite qui se produisit, à l'hôpital des marins, à Londres, au mois d'octobre 1896, et qui fit seulement trois victimes. Deux cuisiniers de bord avaient acheté à Bombay des foulards éclatants qu'ils s'empressèrent d'arborer une fois débarqués aux Docks. Cette velléité d'élégance leur coûta la vie. La contagion dont ils furent atteints ne semble pas avoir eu d'autre agent que les bacilles déposés sur ces étoffes neuves.

Bien d'autres épidémies ont eu une origine analogue ; . C'est toujours la même histoire. Il n'a rien paru de suspect pendant la traversée : la santé est excellente à bord. On décharge la cargaison et la peste éclate. Elle frappe d'abord les portefaix et les débardeurs qui ont travaillé au débarquement, et les commis qui l'ont surveillé. Imaginons que ce navire s'appelle le *Grand-saint-Antoine* et qu'il porte une cargaison de soie, et nous avons le début de la peste de Marseille

Albert Dastre

en 1720 ; qu'il s'appelle le *City of Cork* et qu'il soit chargé de chanvre, nous avons l'épidémie d'Oportoen 1899.

Ainsi, d'une ville contaminée tout est suspect : les êtres et les choses, les objets qui ont été en contact avec les malades, et ceux qui n'ont été en contact qu'avec les poussières de l'air ; partout l'agent pathogène risque de s'être conservé à l'état de vie latente. Que ce germe tombe alors sur une peau excoriée ou sur une muqueuse entamée en quelque point, l'inoculation a lieu ; la peste se déclare.

Il faut se rappeler que cette propagation par l'air et, l'inoculation dans le poumon sont des possibilités toujours imminentes. Rarement elles passent à l'état de fait, à cause de la facile destruction du bacille pesteux hors de l'organisme ; et c'est là ce qui a permis au professeur Proust de dire que la peste « n'est guère transmissible par l'air. »

C'est le lieu d'ajouter que, dans l'organisme lui-même du pestiféré, le bacille disparaît aussi assez rapidement. On n'est sûr de le trouver dans les bubons et dans le sang qu'au début de la maladie.

On peut expliquer par-là le résultat négatif de l'acte célèbre de Desgenettes. On sait que pour ranimer le courage des soldats et leur donner le mépris de la contagion, Desgenettes, médecin en chef de l'armée d'Egypte, trempa une lancette dans le pus bubonique d'un pestiféré convalescent et, en plein hôpital, sous les yeux d'un grand nombre d'assistants, s'inocula à l'aine et à l'aisselle. Cette héroïque témérité n'eut pas d'autre conséquence fâcheuse que la production de deux points d'induration. Le risque n'était pas aussi grand qu'il a paru aux contemporains et peut-être à Desgenettes lui-même. Nous savons aujourd'hui que les bubons suppurés ne contiennent plus de bacilles : l'agent pathogène en a disparu. Tout au moins, il est fortement atténué. Yersin a fait supporter à une souris l'inoculation que Desgenettes avait pratiquée sur lui-même. Il inocula à cet animal le produit de culture d'un bubon extirpé à un convalescent, et cet animal, qui est pourtant ultra-sensible à la peste, resta indemne.

D'ailleurs, Desgenettes parlant plus tard de son auto-inoculation en dit deux choses qu'il faut retenir. « Cette expérience incomplète, dit-il, prouve peu de chose pour l'art, elle n'infirme point la transmission de la contagion, démontrée par mille exemples ; elle fait seulement voir que les conditions nécessaires pour qu'elle ait lieu ne sont pas bien déterminées. »

Voilà pour le côté scientifique. Voici maintenant pour le côté moral de cet acte héroïque : « Je crois, ajoute Desgenettes, avoir couru plus de danger, avec un but d'utilité moins grand, lorsque, invité par le quartier-maître de la 75e demi-brigade, une heure avant sa mort, à boire, dans son verre, une portion de son breuvage, je n'hésitai pas à lui donner cet encouragement. Ce fait, qui se passa devant un grand nombre de témoins, fit notamment reculer d'horreur le citoyen Durand, payeur de cavalerie, qui se trouvait dans la tente du malade. »

Section IX

Propagation par les insectes. — Les études récentes sur les modes de propagation de la peste ont eu un résultat inattendu. Elles ont montré que cette transmission se faisait par les puces et par les rats. On vient de voir qu'il faut un autre véhicule que l'air pour transporter le bacille d'un sujet déjà malade à un sujet sain.

Et le transport ne suffit pas encore pour assurer la propagation de la maladie. Si la peau est intacte, elle peut impunément subir le contact des tissus infectés, du sang pestiféré, du bacille sous toutes ses formes et dans toutes ses cultures. La peste se transmet peu ou point d'homme à homme. La contagion directe par contact n'existe pas. Il faut une effraction des téguments pour permettre l'inoculation et le développement des accidents. Les indigènes qui marchent nu-pieds sur un sol contaminé prennent la peste, uniquement parce qu'ils ont des écorchures ou des érosions. La contagion exige donc un instrument d'inoculation et un instrument de transport.

Les insectes parasites réalisent cette double condition et particulièrement les puces, les punaises et diverses mouches. Ils sont capables, à la fois, de transporter le bacille pathogène et de l'inoculer. Le docteur L. Simond, médecin des épidémies, en a donné la démonstration. Le microbe de la peste vit et se développe aisément dans le tube digestif des puces. Chez celles qu'il recueillait sur des animaux pestiférés, M. Simond a trouvé l'intestin en quelque sorte farci de bacilles pesteux.

Un premier point est donc établi, c'est à savoir que ces insectes peuvent prendre des microbes aux pestiférés sur lesquels ils vivent, dont ils piquent la peau et sucent le sang, et qu'ils peuvent les conserver en bon état de vitalité et de virulence. D'autre part, en piquant ensuite d'autres animaux, ils peuvent leur inoculer les bacilles dont ils sont gorgés. M. Simond a mis en évidence cette seconde vérité en enfermant ces puces de pestiférés avec des souris indemnes : il a constaté que ces rongeurs avaient contracté la maladie.

Albert Dastre

Ces expériences établissent donc la possibilité complète pour les insectes parasites de jouer le rôle d'instruments de transport et d'inoculation du bacille pesteux ; d'être, en un mot, des agents de propagation de la maladie. Mais une possibilité n'est pas une réalité. *De possibili ad actum non valet consequentia*, comme disent les juristes. Ce mode de propagation par les puces est-il véritable ? Il y a bien des vraisemblances en sa faveur. Yersin fournit un excellent argument, en citant ce qui s'est passé à Nhatrang, dans l'Annam. Là, comme à Hong-Kong, la peste sévissait. Chaque fois qu'il se produisait un cas nouveau, les habitants qui vivaient autour du malade, dans le même logis, étaient transportés dans une *île d'isolement* où ils devaient séjourner pendant quinze jours. Le plus souvent, ils restaient parfaitement indemnes. Au contraire, les voisins de l'habitation évacuée ne tardaient pas à être atteints. La contagion se faisait donc de la maison vide et fermée aux maisons voisines. On ne voit guère que de petits insectes qui soient capables de passer des unes aux autres. Au moment de l'évacuation, les puces restent dans la paillotte et dans son sol ; mais bientôt, ne trouvant plus à vivre, elles émigrent dans les maisons voisines et y transportent l'infection. Pour empêcher le fléau de se perpétuer, il ne suffit donc pas de faire évacuer la paillotte contaminée, il faut la brûler avec toutes les paillottes limitrophes.

Cette contagion par les puces ou les punaises explique encore l'immunité des maisons européennes bien tenues, opposée à la contamination habituellement facile des habitations indigènes. Sans doute l'encombrement de celles-ci et la promiscuité où vivent les habitants multiplient les occasions de communication du mal, mais la fréquence des parasites dans ces habitations, opposée à leur rareté dans les maisons européennes, fournit aussi une explication qui n'est pas moins rationnelle. Elle rend intelligible la prédilection du fléau pour la population misérable.

Section X

Propagation par les rats. — Le rôle des souris et des rats dans la propagation de la peste n'est pas moins curieux : ces rongeurs sont les agents les plus actifs de la dissémination de la peste dans le monde. Ils ne sont pas à la fois, comme les puces, des instruments de transport et des instruments d'inoculation, ils ne remplissent que le premier de ces rôles ; mais on peut dire qu'ils y excellent. Ils n'interviennent point dans l'inoculation, puisqu'ils ne s'attaquent pas à l'homme et qu'il est rare qu'un adulte ou même un enfant soit mordu ou griffé par eux. Il est donc entendu qu'ils n'inoculent point la peste. Demandons-nous, tout au moins, comment ils la transportent. Nous avons dit, plus haut, l'extrême réceptivité des souris et des rats pour le bacille de la peste humaine ; L'inoculation,. qui fait périr l'homme en cinq jours, tue la souris dès le second jour et le rat dès le troisième. Si l'on supposait que les germes de la maladie se répandissent au même moment, dans une localité, sur les hommes et sur leurs hôtes rongeurs, les uns et les autres étant atteints en même temps, on verrait ceux-ci périr bien avant ceux-là. La peste humaine serait précédée de la « peste des rats. » C'est bien ainsi que les choses se passent en effet. Un jour ou deux avant que le fléau n'éclate avec violence sur la ville, un fait singulier frappe et inquiète l'attention. On trouve partout, dans les maisons, dans les rues, sur les places, des cadavres de rats. Le phénomène est particulièrement saisissant dans les ports, où les rats pullulent autour des docks et des entrepôts de grains. Dans l'épidémie de 1894 à Canton, le seul gardien de la porte de l'Ouest fît ramasser 22 000 rats crevés, qui furent enfouis hors de la ville. Le fait est certifié par le docteur Rennie, médecin des douanes chinoises.

Cette mortalité annonce l'invasion imminente du fléau ; il serait plus exact de dire qu'elle en est la première manifestation. Les indigènes, dans les vallées de l'Himalaya et dans l'Yunnan en connaissent bien la signification redoutable. Ils abandonnent aussitôt leurs habitations pour fuir le fléau.

Les cadavres de ces animaux, dispersés partout, deviennent l'instrument le plus efficace de dissémination pour le bacille de la peste. On comprend maintenant pourquoi, lors des grandes épidémies, la maladie éclate simultanément avec une intensité extraordinaire sur un grand nombre de points. La contagion directe d'homme à homme n'expliquerait pas une poussée si soudaine. L'homme malade dissémine les germes infectieux, dans un faible rayon autour de lui : il infeste une chambre. Les rongeurs, les rats surtout, animaux mobiles, agités, nomades, disséminent les bacilles à grande distance ; ils infestent la cave et le grenier, les égouts et, en quelque sorte, tout le sous-sol de la ville. C'est une peste souterraine, universelle, qui prépare les explosions des grandes épidémies.

Quant au mécanisme par lequel les rats et les souris se contagionnent les uns les autres, il est le même que pour les hommes. Ces rongeurs, en effet, hébergent dans leur pelage des insectes parasites

Albert Dastre

très nombreux. Les puces y pullulent. Dès que l'animal est frappé, elles s'enfuient dans tous les sens et cherchent un autre gîte. Elles dispersent ainsi les germes du mal et les distribuent aux animaux encore indemnes.

M. Netter se demande si elles se réfugient sur l'homme et lui communiquent l'infection. A la vérité, chaque espèce a ses parasites, et les hôtes du rat, de la souris, du chien, ne sont pas ceux de l'homme. Mais, les chasseurs savent bien que, si les puces du chien ne s'attachent pas d'une façon définitive à l'homme, elles peuvent en être les hôtes passagers. Il est donc possible que les puces, qui se sauvent du rat pestiféré, séjournent sur l'homme assez longtemps pour lui transmettre le mal.

Les habitants des villes contaminées par la peste prétendent que l'homme qui touche un rat pestiféré, pendant qu'il est encore chaud, est un homme perdu. Les employés préposés au nettoyage des docks en ont souvent fait l'épreuve à leurs dépens. Au contraire si l'animal est mort depuis plus longtemps, s'il est froid, on peut le toucher impunément.

Ce transport de la contagion par les rats ne peut se faire que sur le sol. Le rat, de lui-même, ne peut répandre la contagion que sur la terre où il chemine. Une île, un bateau, un ponton, constitueront donc une protection certaine, si leurs habitants évitent d'introduire eux-mêmes, comme jadis les Troyens, l'ennemi dans la place, avec les caisses ou les ballots où il se cache. Cette immunité créée par une ceinture d'eau a été souvent observée. A Londres, en 1665, les personnes qui se réfugièrent sur les bateaux ou les barques à l'ancre sur la Tamise échappèrent toutes au fléau. Même effet à Canton, en 1894, où les 80 000 Chinois qui habitent les bateaux et les pontons du fleuve et du port, restèrent entièrement indemnes.

Inversement, si, comme c'est le cas ordinaire, les rats qui pullulent sur les quais ou dans les docks réussissent à s'introduire dans le navire, pendant son séjour dans le port, ou pendant son chargement, le navire emportera dans ses flancs la peste, fret inattendu. Il y a lieu de croire que c'est par ce procédé qu'ont été propagées la plupart des épidémies qui ont désolé l'Europe. La destruction systématique des souris et des rats s'impose donc comme la condition essentielle d'une organisation définitive contre la peste.

Section XI

Les procédés de défense contre la peste. — Les procédés de propagation de la peste étant connus, l'œuvre de la défense se trouve toute tracée. Elle consistera à établir des barrages sur chacune des routes du fléau. Il faut s'opposer à la contagion par l'homme, par les objets inertes et les poussières, et enfin par les animaux.

Or, si l'on examine, en fait, les procédés de cette défense tels qu'ils existent actuellement, on constate qu'ils parent, en définitive, au moindre de ces trois dangers, à la contagion par l'homme. Les visites médicales arrêtent les pestiférés en puissance du mal ; les quarantaines d'observation arrêtent les pestiférés en incubation. Leur efficacité est fondée sur ce fait que l'incubation de la peste, chez l'homme, est ordinairement de quatre à cinq jours et qu'elle ne dépasse jamais dix jours. Quant aux obstacles opposés à la transmission par les objets inertes, les poussières, les marchandises, on en conçoit de deux espèces. Il faudrait, en premier lieu, exiger que la cargaison fût entreposée, immobilisée, aussi longtemps que le bacille conserve sa vitalité et sa virulence. Ce serait la quarantaine des marchandises, après la quarantaine des passagers. La science n'est malheureusement pas encore en mesure de nous faire connaître cette durée de survie du bacille pesteux, dans les diverses circonstances qui peuvent se présenter.

Le second moyen consisterait dans une désinfection rigoureuse de la cargaison. C'est celui que l'on se propose d'appliquer. Il est aléatoire, incertain, dans les cas où il est possible. Il y a bien des marchandises qui n'en permettent pas l'application. La prudence exige que le transport en soit interdit.

Quant à la transmission par les animaux qui constitue le danger le plus redoutable, on ne lui oppose à peu près rien que de vagues conseils de propreté et de soins hygiéniques.

Il est difficile de croire que cette organisation que tant de résistances aveugles ont empêché d'améliorer nous assure une immunité certaine. Si nous échappons au fléau, nous devrons quelque chose à l'heureux hasard et à la bonne nature.

Section XII

Sérothérapie de la peste. — Une dernière ressource nous restera cependant. Elle nous est fournie par la science : c'est la sérothérapie et la vaccination contre la peste.

La *sérothérapie de la peste* (emploi des sérums antipesteux), est l'exacte application à la peste du procédé qui a si bien réussi contre une autre maladie contagieuse, la diphtérie. C'est une opération à deux degrés ; elle se propose deux objets successifs. Le premier point est d'obtenir, par des moyens convenables, des animaux qui soient immunisés contre la peste. Ce résultat une fois acquis, on recueille le sang de ces animaux réfractaires au mal, — ou, mieux, une partie de ce sang, le sérum (sérum antipesteux), — et en l'injectant à l'homme pestiféré on prétend le guérir, ou, s'il n'est pas d'ores et déjà atteint, le rendre à son tour réfractaire au fléau.

Le premier essai de ce genre est dû à Yersin et à ses collaborateurs de l'Institut Pasteur : Roux, Calmette et Borrel. Il remonte à 1895. Ces savants ont réussi à immuniser contre la peste des chevaux, dont le sérum pouvait ensuite être utilisé chez l'homme. Les opérations qui aboutissent à l'immunisation du cheval sont longues : elles ne durent pas moins d'un an et demi. Elles ont été réalisées à la fois à Paris et à Nha-Trang dans l'Annam, où Yersin dirigeait un laboratoire d'hygiène de la Marine. Il y eut ainsi, depuis 1897, dans les écuries de Garches, annexes de l'Institut Pasteur, toute une cavalerie immunisée.

Après avoir éprouvé sur les singes la vertu du sérum antipesteux, on l'essaya sur l'homme. L'épidémie régnait à Hongkong et à Amoy. C'était la peste bubonique. Elle était grave ; il réchappait à peine un malade sur dix. Or, les pestiférés traités par le sérum guérirent dans la proportion de 24 sur 26. La mortalité était abaissée de 90 pour 100 à 7 pour 100. C'était un résultat admirable. Il eut un grand retentissement. M. Landouzy put enseigner, en pleine école de médecine, que la guérison et la prévention de la peste étaient réalisées.

Une seconde occasion se présenta bientôt de mettre à l'épreuve la vertu du sérum antipesteux. La peste avait éclaté à Bombay, et Yersin, mandé par le gouvernement des Indes, s'y rendit en 1897. C'étaient d'autres formes de la peste, plus graves : la peste pneumonique et la peste septicémique : c'était peut-être aussi un autre sérum, moins actif. Toujours est-il que les résultats furent beaucoup moins satisfaisants. Les espérances qu'avait fait naître la campagne de Chine furent déçues. La vertu curative du sérum se montra très inférieure à ce que l'on en attendait. Une épreuve, faite avec un sérum trop hâtivement préparé sans doute, donna une mortalité de 72 pour 100.

Les médecins anglais, allemands, autrichiens, restèrent sceptiques quant à l'utilité du traitement ; quelques-uns la contestèrent nettement. C'était aller trop loin. Le sérum antipesteux de Yersin est, il est vrai, inefficace contre la forme pneumonique de la peste, qui reste fatalement mortelle ; mais il est utile, à des degrés divers, et quelquefois à un très haut degré, contre la peste bubonique ordinaire. Il n'y a jusqu'ici aucun autre traitement qui lui soit comparable, même de très loin.

Section XIII

Vaccination contre la peste. — Si la vertu thérapeutique du sérum est incertaine, sa puissance prophylactique est incontestable. S'il ne guérit pas, il prévient, presque à coup sûr. Les exemples sont nombreux et décisifs.

Sans doute, il ne peut être question de vacciner tout le monde contre la peste, comme on vaccine contre la petite vérole. Il faut attendre l'urgence. L'injection de sérum antipesteux a son indication chez les personnes qui vivent dans un foyer épidémique, dans une maison infestée, dans une famille dont un membre vient d'être frappé. C'est ainsi qu'on procède actuellement pour la diphtérie. Une personne atteinte ne doit être entourée que de personnes vaccinées.

Le seul inconvénient de cette préservation c'est qu'elle n'est que de courte durée. Elle ne dépasse pas une quinzaine de jours. Au bout de ce temps, il faut renouveler l'opération.

La vaccination de Haffkine offre une ressource analogue. Elle n'a pas, comme celle de Yersin, l'ambition de guérir la maladie en cours ; son objet est de mettre l'homme à l'abri de la peste, comme la vaccination jennérienne le met à l'abri de la variole.

On pourrait dire, en deux mots, que le meilleur moyen d'être préservé de la peste, c'est de l'avoir eue. On n'a pas la peste deux fois, pas plus qu'on n'a deux fois la fièvre typhoïde ou la variole, ou, si le fait se produit, la seconde attaque est toujours sans danger. Cette immunité des sujets guéris, connue dès le commencement du siècle, avait été utilisée pour constituer un personnel hospitalier à l'abri de la contamination. Pendant la peste de Morée en 1828, les médecins recherchaient les Turcs prisonniers qui portaient des cicatrices d'anciens bubons ou charbons, signes caractéristiques d'une attaque de peste guérie. « Ces gens, dit Gosse, connus sous le nom de *Mortis*, étaient employés de préférence comme gardes auprès des pestiférés. Ils ne prenaient aucune précaution en soignant les malades, en enterrant les morts ou en maniant leurs hardes, ou même ils couchaient et mangeaient dans leur voisinage. La plupart échappèrent intacts et ceux qui furent atteints le furent légèrement. »

La connaissance de cette immunité créée par une première attaque poussa quelques expérimentateurs à essayer l'inoculation préventive qui avait quelquefois réussi avant le temps de Jenner, dans le cas de la variole. La célèbre tentative de Desgenettes pouvait faire croire que l'opération serait sans péril. Il n'en fut rien. Whyte, en 1802, paya de sa vie son illusion à cet égard. Les sujets de Çerutti et de Dussa, en 1810, payèrent de la leur la témérité de leur médecin.

En 1897, le médecin russe Haffkine reprit cette idée, mais il l'appliqua d'une manière plus raisonnable. Il prépara un vaccin, un virus vaccinal, que l'on pourrait appeler irrévérencieusement « une purée de cadavres de bacilles cuits dans leur jus. » Ce n'est autre chose, en effet, qu'un bouillon de culture où l'on a laissé les microbes se reproduire jusqu'à épuisement, et que l'on a ensuite chauffé. Ce virus vaccinal est inoculé au bras, et il provoque des accidents qui ressemblent à ceux de la peste dans la mesure où les manifestations de la vaccination jennérienne ressemblent à ceux de la petite vérole.

Cette vaccination a été pratiquée sur une grande échelle dans l'Inde anglaise depuis deux ans. D'après le témoignage des médecins anglais et allemands, Bennett, Bannermann, Koch, Gaffky, Pfeiffer, etc., elle a donné d'excellents résultats ; elle prémunit contre la maladie ou, en tous cas, elle l'atténue. Les statistiques montrent qu'un sujet vacciné voit quintupler ou décupler ses chances d'échapper à l'épidémie ou à la mort. Le gouvernement de l'Inde favorise la pratique de cette vaccination : il dispense les vaccinés de la plupart des mesures de rigueur imposées par la police sanitaire. Le virus d'Haffkine doit être mis en parallèle avec le sérum antipesteux de Yersin : son activité est un peu moins grande, mais elle paraît plus durable. L'un et l'autre constituent une suprême ressource qui peut nous rassurer dans l'éventualité d'une invasion généralisée de la peste en Europe.

ISBN : 978-1548202552

Made in the USA
San Bernardino, CA
24 May 2020